SOPORTE VITAL BÁSICO Y DEA

SALUD MULTIDISCIPLINAR

Jonathan Varela Elena | Sandra Ferreiro Pérez |
María del Valle Flórez Gamero |
Cristian Suárez Peláez | Emilio Martínez Varela

SOPORTE VITAL BÁSICO Y DEA

APRENDE A SALVAR VIDAS

Soporte vital básico y DEA

Aprende a salvar vidas

ISBN: 978-84-129179-1-8

Depósito legal: C 1962-2024

Primera Edición: diciembre, 2024

ÍNDICE

PRÓLOGO

En **Salud Multidisciplinar** creemos firmemente que el conocimiento salva vidas. El presente manual de primeros auxilios ha sido desarrollado basándonos en las guías más recientes del **Consejo Europeo de Resucitación (ERC)**, y busca ofrecer a los lectores las herramientas necesarias para actuar con rapidez y eficacia ante situaciones de emergencia.

La ciencia y las recomendaciones en el ámbito de la reanimación y los primeros auxilios evolucionan constantemente, y es esencial que tanto los profesionales como la población en general mantengan un **aprendizaje permanente**. En este libro se detallan procedimientos vitales que han sido actualizados en base a las mejores prácticas internacionales, lo que asegura que las técnicas aquí descritas estén alineadas con los últimos avances en reanimación cardiopulmonar (RCP) y soporte vital básico (SVB).

Cada segundo cuenta en situaciones de emergencia, y con este manual queremos asegurarnos de que quienes lo consulten puedan actuar de manera informada, confiada y efectiva. El conocimiento teórico combinado con la práctica regular puede marcar la diferencia entre la vida y la muerte. A través de la **formación continua** y la **recertificación**, queremos contribuir a que más personas estén preparadas para actuar con seguridad en momentos críticos.

Esperamos que este manual sea una guía valiosa para el lector, y le anime a seguir profundizando en el aprendizaje de los primeros auxilios, un conocimiento que nunca pierde su relevancia y que puede transformar vidas.

Salud Multidisciplinar

2024

ACTUALIZACIÓN CONTINUA

RECERTIFICACIÓN Y FORMACIÓN CONTINUA

El conocimiento en el campo de los primeros auxilios y la reanimación cardiopulmonar evoluciona rápidamente debido a nuevos avances científicos e investigaciones. Por esta razón, es fundamental mantener un aprendizaje permanente para asegurar que las técnicas y procedimientos aplicados sean los más actuales y efectivos.

Este libro se basa en las recomendaciones del Consejo Europeo de Resucitación (ERC), las cuales son actualizadas periódicamente para reflejar las mejores prácticas y evidencias disponibles. Para garantizar que los profesionales y personas legas estén al día con estos cambios, es esencial participar en programas de recertificación y formación continua.

El compromiso con la formación continua no solo asegura la validez de su certificación, sino que también mejora la calidad de la atención que puede brindar en situaciones de emergencia, aumentando las posibilidades de un resultado favorable para las víctimas.

INTRODUCCIÓN

1.1. EL TIEMPO ES ORO

La aplicación de un soporte vital básico (SVB) adecuado y desde el momento inicial, en el que se produce una situación de urgencia, puede salvar muchas vidas. Al finalizar el curso de Soporte Vital Básico, será capaz de demostrar las siguientes habilidades:

- Evaluar a una persona que ha sufrido una situación que requiera asistencia sanitaria urgente y reconocer una parada cardíaca.
- Realizar compresiones torácicas y ventilaciones de rescate de forma correcta.
- Utilizar un desfibrilador externo automático (DEA) de forma segura.
- Colocar a una persona inconsciente que respira en la posición lateral de seguridad (PLS).
- Actuar correctamente ante un atragantamiento.

CONCEPTOS CLAVE

2.1. ¿QUÉ ES LA PARADA CARDÍACA?

La parada cardíaca ocurre cuando el **corazón deja de latir de forma brusca** y sin aviso previo, impidiendo que la sangre circule hacia el cerebro y otros órganos vitales, causando, por falta de aporte sanguíneo, el daño de éstos. En Europa, cada año, miles de personas mueren por esta causa, aunque muchas de estas muertes podrían evitarse si se comenzara la reanimación cardiopulmonar (RCP) de forma inmediata.

2.2. ¿QUÉ ES EL SOPORTE VITAL BÁSICO (SVB)?

El SVB es un conjunto de **medidas sencillas que cualquier persona puede aprender y aplicar**, y que son cruciales para salvar vidas en caso de parada cardíaca. Se divide en dos fases: la reanimación cardiopulmonar (RCP) y el uso de un desfibrilador externo automático (DEA).

2.3. REANIMACIÓN CARDIOPULMONAR (RCP)

La RCP incluye dos acciones básicas:

1. **Compresiones torácicas:** al presionar el pecho de la víctima se mantiene la circulación sanguínea, sustituyendo la función del corazón.
2. **Respiraciones de rescate:** consiste en suministrar aire a los pulmones del paciente para mantener una adecuada oxigenación de sus órganos vitales.

Una RCP de calidad puede prevenir daños en el cerebro y el corazón, dándole a la persona una mayor probabilidad de supervivencia. Además, la realización de las compresiones torácicas de forma adecuada, hacen que las descargas del DEA sean más eficaces.

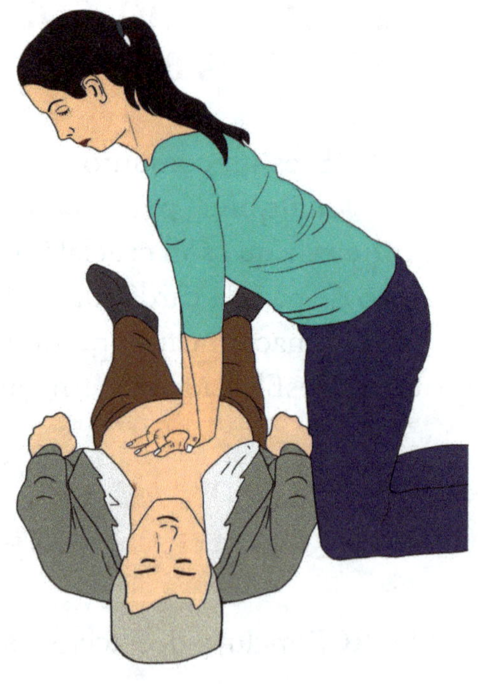

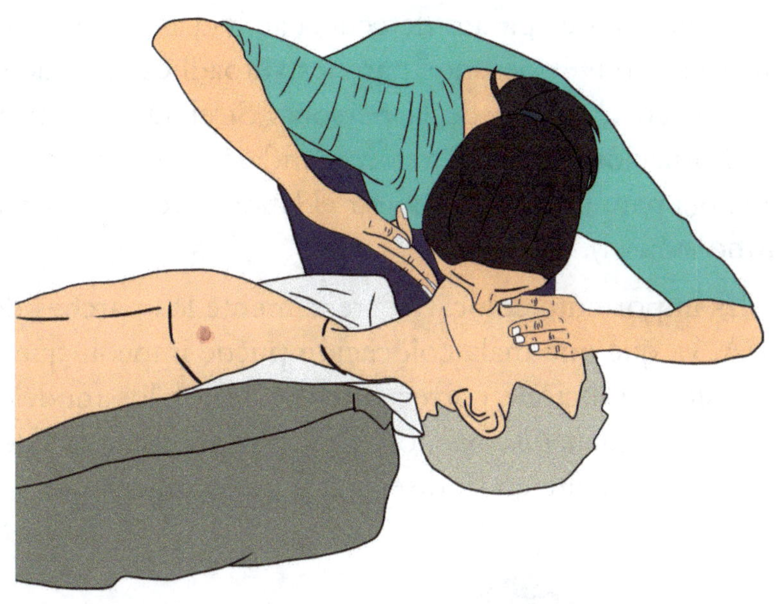

2.4. ¿QUÉ ES LA FIBRILACIÓN VENTRICULAR?

Cuando ocurre una parada cardíaca, la causa más común es un ritmo cardíaco anormal llamado "fibrilación ventricular". En esta situación, el corazón deja de latir de manera ordenada y empieza a tener movimientos caóticos, que no permiten que la sangre fluya adecuadamente.

2.5. DESFIBRILADOR EXTERNO AUTOMÁTICO (DEA)

El DEA es un dispositivo que puede devolver el ritmo normal al corazón mediante una descarga eléctrica controlada. Este aparato detecta la actividad eléctrica del corazón, a través de unos parches autoadhesivos que se colocan en el pecho de la persona. Si el DEA detecta una fibrilación ventricular recomendará administrar una descarga para intentar restaurar el latido cardíaco normal (ritmo sinusal).

Es importante colocar correctamente los parches del DEA, ya que una mala colocación puede impedir que el dispositivo funcione correctamente. Todos los modelos de DEA siguen los mismos principios, aunque pueden variar ligeramente en su diseño o funcionamiento.

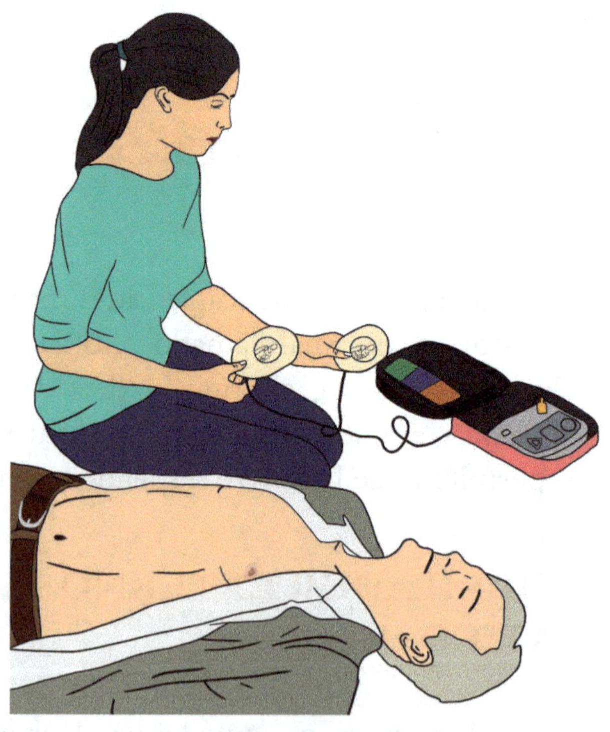

RECONOCIMIENTO DE LA PARADA CARDÍACA

3.1. LA CADENA DE SUPERVIVENCIA

Para salvar una vida en una situación de emergencia es **fundamental seguir una serie de pasos clave que aumentan las probabilidades de éxito.** Estos pasos se conocen como los eslabones de la "cadena de supervivencia", un concepto que ilustra los puntos críticos para lograr una reanimación efectiva y maximizar las oportunidades de supervivencia de una persona que ha sufrido una parada cardíaca.

Cabe citar que la inmensa mayoría de las situaciones de emergencia son presenciadas, por lo que la actuación de los primeros intervinientes y la instauración de unas maniobras de primeros auxilios precoces resultan fundamentales a la hora de salvar la vida de la víctima.

Cada eslabón de esta cadena es vital, y saltarse alguno de ellos puede reducir significativamente las posibilidades de salvar a la víctima. Estos eslabones son:

1. **Reconocimiento precoz de una situación de emergencia y activación del sistema de emergencias médicas (112).**

   Identificar rápidamente los signos de una parada cardíaca, tales como la falta de respuesta y respiración anormal o inexistente. Llamar al número de emergencias (112) a la mayor brevedad, lo que permite que el equipo médico especializado se dirija rápidamente al lugar de los hechos.

2. **Iniciar la reanimación cardiopulmonar (RCP) de inmediato y desfibrilación temprana con un DEA.**

Comenzar las compresiones torácicas tan pronto como se detecta la situación de parada cardíaca es crucial para mantener la circulación de la sangre y oxígeno a los órganos vitales, especialmente al cerebro y al corazón.

El uso de un desfibrilador externo automático (DEA) en los primeros minutos puede marcar la diferencia. La descarga del DEA puede restaurar el ritmo cardíaco normal, en caso de encontrarse una situación de fibrilación ventricular.

3. **Soporte vital avanzado temprano.**

Una vez que el equipo de emergencias llega al lugar de los hechos proporcionará un tratamiento avanzado (SVA), entre las actuaciones se incluye: el manejo de la vía aérea, la administración de medicamentos y otros cuidados especializados, que incrementan aún más las posibilidades de supervivencia.

4. Cuidados post-reanimación.

Tras una reanimación es fundamental que el paciente reciba cuidados especializados para garantizar su recuperación completa y evitar complicaciones adicionales.

Estos cuatro eslabones forman una secuencia que, cuanto más rápida y eficazmente se aplique, mayores serán las probabilidades de supervivencia. Como en cualquier cadena, todos los eslabones son igual de importantes y necesarios para mantener la integridad de todo el proceso de reanimación.

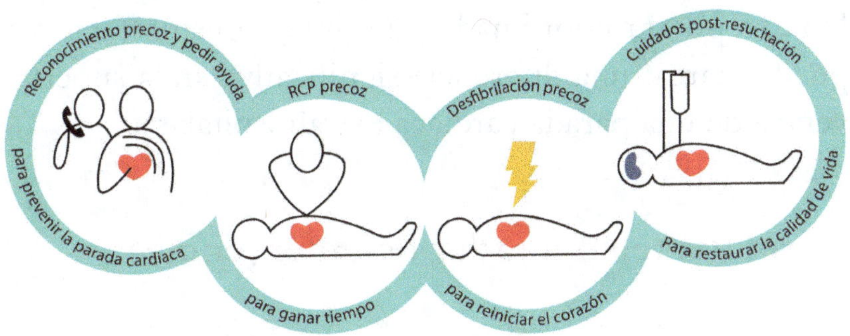

Figura 3.1. Eslabones de la cadena de supervivencia.

1. Reconocimiento precoz y petición de ayuda (para activar el protocolo de emergencia).
2. RCP precoz (para ganar tiempo).
3. Desfibrilación precoz (para reiniciar el corazón).
4. Cuidados post-resucitación (para restaurar la calidad de vida).

Las Guías del ERC 2021 y el papel del teleoperador de emergencias médicas:

Las Guías del Consejo Europeo de Resucitación (ERC) 2021 destacan la importancia crucial de la colaboración entre tres elementos clave en una situación de parada cardíaca: el **teleoperador de emergencias médicas (112)**, y la persona que realiza la **RCP - uso de un DEA**. Una respuesta coordinada, que integre estos factores, puede marcar una diferencia significativa en la supervivencia de una parada cardíaca extrahospitalaria.

El rol del teleoperador de emergencias:

El teleoperador de emergencias médicas desempeña un papel fundamental desde el momento en que se recibe la llamada al 112. Su capacidad, para reconocer rápidamente una posible parada cardíaca, es esencial para iniciar las medidas de soporte vital de forma precoz. Además, los operadores pueden proporcionar **RCP asistida por teléfono** (también conocida como **RCP asistida por operador**) en los casos en que los testigos de la emergencia no sepan realizarla o necesiten apoyo para hacerlo de forma correcta.

Esta asistencia por teléfono no solo mejora el número de personas que inician la RCP, sino que también reduce el tiempo que se tarda en comenzar las compresiones torácicas. Asimismo, contribuye a realizar un mayor número de compresiones eficaces, lo que se traduce en **mejores resultados para los pacientes** después de una parada cardíaca extrahospitalaria.

La importancia de localizar un DEA:

Otra función crítica del teleoperador es guiar a los presentes para localizar un DEA cercano. Dado que el tiempo es vital, proporcionar indicaciones claras para encontrar y utilizar un desfibrilador, lo antes posible, aumenta significativamente las probabilidades de supervivencia. Ésto, junto con las instrucciones de RCP telefónica, mejora los tiempos de respuesta y garantiza que las primeras acciones de soporte vital sean efectivas.

Instrucciones de RCP asistida por teléfono:

Siempre que exista una sospecha de parada cardíaca y los testigos no tengan experiencia previa en RCP, el teleoperador debe proporcionar instrucciones claras y sencillas para guiar el procedimiento. Incluso, en casos donde una persona entrenada está presente, la asistencia del operador telefónico puede ofrecer soporte adicional o aclarar dudas, especialmente en situaciones de estrés.

Impacto en la supervivencia:

Los estudios reflejan que las **instrucciones de RCP telefónica** aumentan la probabilidad de que los observadores comiencen la reanimación de inmediato, mejoran la calidad de las compresiones y contribuyen a un mayor número de intentos de desfibrilación temprana. Todos estos factores mejoran notablemente los resultados en personas que sufren una **parada cardíaca extrahospitalaria.**

Reconocimiento de un ataque cardíaco.

Se debe sospechar de un **ataque al corazón** (infarto de miocardio) cuando una persona presenta **dolor opresivo y persistente en el centro del pecho.** Este dolor suele ser descrito como una sensación de presión o peso, y **no desaparece con el reposo.** Es importante prestar atención si este dolor se extiende hacia otras partes del cuerpo, como el **brazo izquierdo**, la **mandíbula** o el **cuello**.

El ataque cardíaco es una de las principales causas de **parada cardíaca súbita** en adultos. Si no se actúa rápidamente, esta condición puede desencadenar una parada cardíaca que requiere de **reanimación cardiopulmonar (RCP)** y, en muchos casos, el uso de un **desfibrilador externo automático (DEA)** para restaurar el ritmo cardíaco normal.

3.2. EVALUACIÓN DE UNA VÍCTIMA CON COLAPSO CARDIOCIRCULATORIO. RECONOCIMIENTO DE PARADA CARDÍACA.

Cuando una persona está **inconsciente** y presenta una **respiración ausente o anormal**, requiere **reanimación cardiopulmonar (RCP)** de forma inmediata. En esta situación, cada segundo cuenta, por lo que es esencial actuar rápidamente para aumentar las posibilidades de supervivencia.

Si hay **dos o más personas presentes** en la escena, las tareas pueden dividirse: una persona debe alertar al **Servicio de Emergencias Médicas (SEM)**, llamando al **112**, mientras la **otra comienza la RCP** sin demora.

El **primer eslabón** en la **cadena de supervivencia** es el **reconocimiento precoz** de la parada cardíaca y la **activación inmediata de los servicios de emergencias.**

A continuación, vamos a analizar y realizar un enfoque detallado y paso a paso para reconocer una situación de parada cardíaca y actuar de manera eficaz:

PASO 1: comprobar la seguridad.

Antes de aproximarnos a la víctima, es fundamental asegurarse de que el entorno sea **seguro (Conducta PAS)**, manteniendo la seguridad para la víctima, el reanimador y terceras personas. Los posibles peligros pueden incluir:

- **Electricidad:** cables sueltos o expuestos.
- **Gas:** fugas de gas u olores inusuales.
- **Tráfico:** en caso de accidentes en la vía pública, es importante estar atento al tránsito.
- **Escombros o albañilería:** en situaciones donde pueda haber derrumbes o materiales peligrosos.

Solamente si el entorno es seguro, se debe de proceder a evaluar a la víctima. Nunca debe exponerse a un riesgo que pueda convertirle a usted en una segunda víctima. Actuar con precaución es crucial para poder prestar ayuda sin poner en peligro su propia vida.

El riesgo de transmisión de enfermedades durante la RCP es muy bajo, excepto en periodos de epidemias o pandemias. Aunque es recomendable usar guantes, la RCP **no debe retrasarse** si no están disponibles. En casos donde se sepa que la víctima tiene una infección grave (como VIH, tuberculosis, hepatitis B o COVID-19), deben tomarse **precauciones adicionales.**

PASO 2: comprobar estado de consciencia.

1. **Arrodíllese** al lado de la víctima, colocándose en una posición estable para poder evaluar su estado.
2. **Evalúe si la víctima responde a estímulos:**
    - Coloque ambas manos sobre los hombros de la víctima.
    - **Agite suavemente** los hombros y hable en voz alta preguntando: **"¿Está bien?"** o cualquier otra pregunta que pueda hacerle reaccionar.

Si la víctima responde:

- **Deje a la persona en la posición en la que se encuentra,** siempre y cuando no haya peligro adicional en el entorno.
- Trate de **averiguar qué ha sucedido** y si necesita ayuda médica.
- **Vigílelo constantemente, reevaluando** su estado de forma periódica.

Si la víctima no responde:

- Inmediatamente pase a **comprobar si la persona respira.**

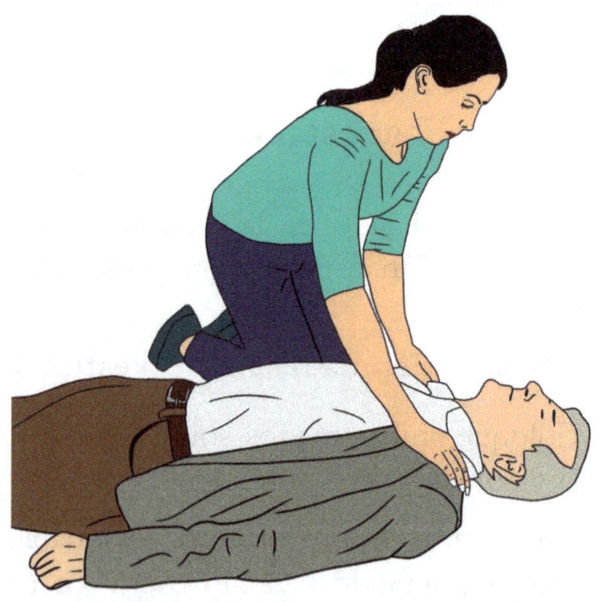

Figura 3.2. Evaluación del estado de consciencia.

PASO 3: abrir vía aérea y comprobar respiración.

Cuando una persona está inconsciente, su lengua puede caer hacia atrás y bloquear la vía aérea. Para evitar este bloqueo, debe realizar una maniobra llamada **frente-mentón**, que consiste en inclinar la cabeza hacia atrás y levantar el mentón, lo que ayuda a desplazar la lengua hacia delante y liberar la vía aérea.

1. **Coloque a la persona boca arriba**, sobre una superficie firme y plana.
2. Coloque una mano en la frente de la víctima e **incline suavemente su cabeza hacia atrás.**
3. Con los dedos de la otra mano, **levante el mentón,** colocando los dedos bajo la barbilla en la parte dura (ósea), y empuje hacia arriba para abrir la vía aérea.

Este paso asegura que la vía aérea esté despejada para poder comprobar la respiración.

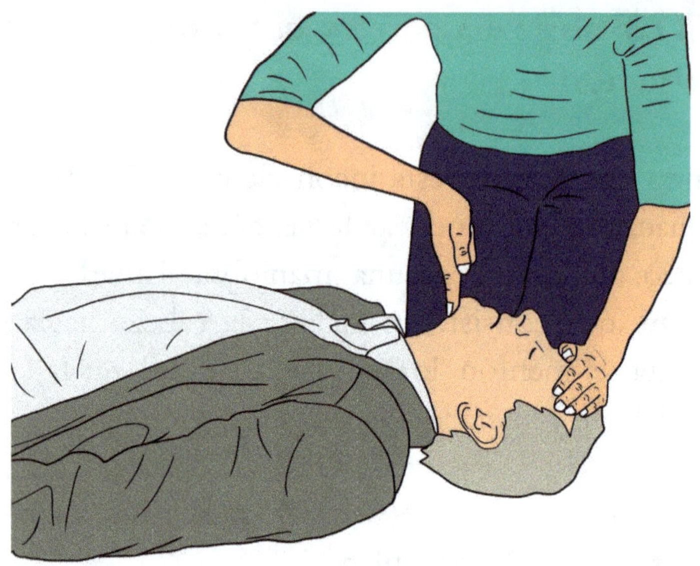

Figura 3.3. Maniobra frente-mentón.

Para comprobar si la víctima tiene una respiración normal, mantenga abierta la vía aérea y siga los siguientes pasos:

1. **Ver: mire** si el pecho de la víctima se mueve.
2. **Oír: escuche** si se oyen sonidos respiratorios cerca de su boca.
3. **Sentir: sienta** en su mejilla si hay aire que sale de la boca o nariz de la víctima.

Realice esta comprobación durante **un máximo de 10 segundos** para asegurarse si la respiración es normal o no.

En los primeros momentos, después de una parada cardíaca, es posible que la víctima tenga respiraciones muy débiles, poco frecuentes, o ruidosas. **No confunda ésto con respiración normal.** Si tiene dudas sobre si la respiración es adecuada, actúe como si la víctima **no respirara y estuviera en parada cardiorrespiratoria:** llame al **112** e inicie la **RCP** de inmediato.

A veces, en los primeros instantes de una parada cardíaca, la víctima puede presentar convulsiones, lo que puede confundirse con una crisis epiléptica. Es importante que, cuando las convulsiones cesen, compruebe rápidamente si la víctima está respirando de forma normal, siguiendo el proceso de **ver, oír y sentir.**

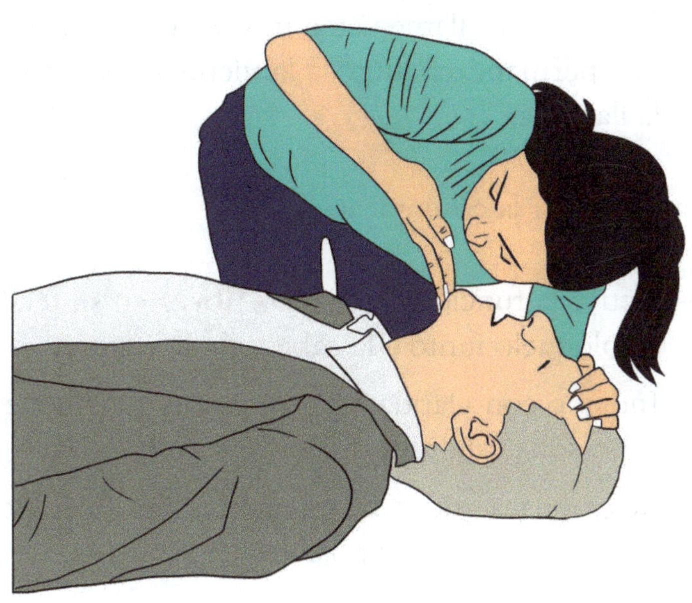

Figura 3.4. Ver, oír y sentir la respiración.

PASO 4: llamar al 112 (o al número de emergencias local).

Si la víctima está inconsciente y no respira o su respiración no es normal, debe asumir que ha sufrido una **parada cardíaca.** En ese momento, es crucial **llamar de inmediato a los servicios de emergencias.**

- **Si hay alguien más con usted,** pídale que llame al **112** y busque un **DEA** si está disponible.
- **Si está solo,** llame usted mismo al **112**. Si es posible, permanezca junto a la víctima mientras hace la llamada.

Para facilitar la comunicación:

- Active la función de **manos libres** en su teléfono y colóquelo junto a la cabeza de la víctima.
- Indique con claridad su ubicación y explique que la persona está **inconsciente** y **no respira.**
- Responda a todas las preguntas del operador lo más detalladamente posible.

Si se encuentra solo y **no tiene un teléfono móvil** a mano, deje a la víctima solamente el tiempo necesario para alertar a los servicios de emergencias y luego regrese para iniciar la **RCP**.

En caso de duda sobre la respiración, asuma que la víctima **no está respirando** normalmente: **llame al 112** y comience la **RCP** de inmediato.

Evite distracciones como:

- Respiraciones débiles, poco frecuentes o ruidosas.
- Movimientos involuntarios que parecen convulsiones. Si no sabe si la persona tiene epilepsia y no recupera la consciencia rápidamente, o no respira al terminar las convulsiones, puede estar en **parada cardíaca.** En caso de duda, comience la **RCP.**

Los estudios han demostrado que comenzar a realizar maniobras de RCP en una persona que no está en parada cardíaca rara vez provoca daño alguno, mientras que no iniciar la RCP cuando hay una parada cardíaca puede tener consecuencias mucho más graves, y reducir significativamente las posibilidades de supervivencia.

El DEA permite que personas no especializadas puedan realizar la desfibrilación en casos de parada cardíaca. Aplicar la desfibrilación en los primeros 3-5 minutos tras el colapso puede alcanzar tasas de supervivencia de hasta el 50-70%. Sin embargo, si no se realiza una RCP efectiva, las posibilidades de éxito de la desfibrilación disminuyen alrededor de un 10-12% por cada minuto que pasa tras el colapso.

Cuando se inicia la RCP de inmediato, esa disminución es más lenta, reduciéndose a un 3-5% por minuto.

Si está solo, no abandone a la víctima para buscar un DEA a menos que sepa que está muy cerca. No deje a la víctima sin atención durante más de 10 segundos.

3.3. REANIMACIÓN CARDIOPULMONAR (RCP).

El **Soporte Vital Básico (SVB)** es un protocolo que describe los pasos esenciales para actuar de manera rápida y eficaz en caso de una parada cardíaca. En los apartados anteriores, hemos revisado cómo asegurar el entorno y evaluar el estado de consciencia de la víctima.

A continuación, entraremos en detalle sobre las diferentes técnicas fundamentales que forman parte de la **RCP**: las **compresiones torácicas**, las **respiraciones de rescate** y el uso adecuado del **Desfibrilador Externo Automático (DEA)**. Estos procedimientos son cruciales para responder de forma correcta ante una emergencia y así aumentar las probabilidades de supervivencia de la persona afectada.

Cada uno de estos pasos tiene una importancia fundamental en la evolución de la víctima, por lo que es vital su conocimiento y entrenamiento.

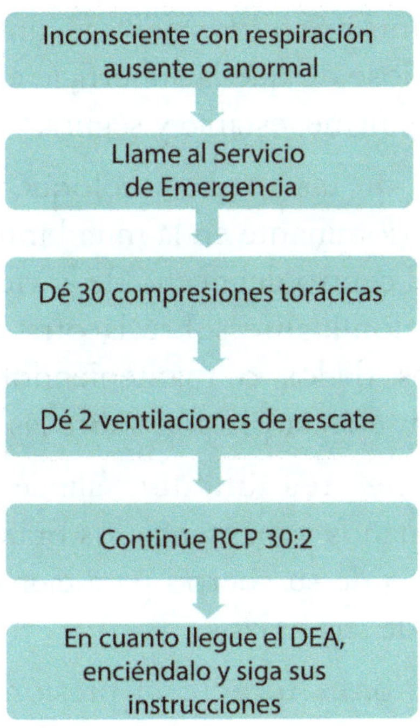

Figura 3.5. Algoritmo de actuación ante una parada cardio-respiratoria

3.3.1. Compresiones torácicas.

La calidad de la reanimación cardiopulmonar (RCP) es esencial para aumentar las probabilidades de supervivencia de la víctima. Las compresiones torácicas bien ejecutadas permiten mantener el flujo sanguíneo hacia órganos vitales como el cerebro y el corazón, aumentando la eficacia de la intervención.

¿Cómo realizar correctamente las compresiones torácicas?

1. **Colocación inicial:** arrodíllese junto a la víctima, asegurándose de que la superficie en la que se encuentra es firme, estable y segura.
2. **Posición de las manos:** coloque el talón de su mano no dominante en la mitad inferior del esternón, en el centro del pecho de la víctima. Coloque la mano dominante sobre la otra mano, entrelazando los dedos o manteniéndolos levantados para evitar ejercer presión sobre las costillas.
3. **Postura del reanimador:** alinee sus hombros con sus manos y mantenga los brazos rectos. Utilice el peso de su cuerpo para ejercer presión, no la fuerza de sus brazos.
4. **Compresiones torácicas:** presione en el pecho del paciente de forma firme, uniforme y rápida, a una profundidad de unos **5 cm** en adultos, permitiendo que el pecho vuelva a su posición original

tras cada compresión. Mantenga un ritmo de **100-120 compresiones por minuto.**

Estas compresiones ayudan a mantener el flujo sanguíneo y a oxigenar los órganos hasta que los servicios de emergencia lleguen o se pueda utilizar un DEA. Una técnica adecuada es clave para mejorar las posibilidades de supervivencia de la víctima.

¿Cómo realizar compresiones torácicas?

- Arrodíllese a un lado de la víctima.
- Coloque el talón de una mano en la mitad inferior del esternón, en el centro del pecho.

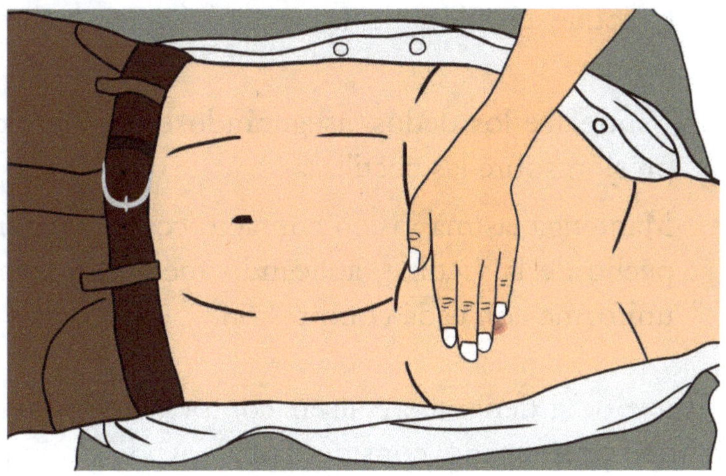

Figura 3.6. Coloque el talón de una mano en el centro del pecho, a nivel de la línea intermamaria (entre ambas mamas).

- Es recomendable realizar las compresiones sobre una **superficie firme** siempre que sea posible, como el suelo. Sin embargo, si la víctima está en una cama y moverla puede suponer una demora o riesgo, se pueden hacer compresiones en la misma cama. En este caso, tenga en cuenta que el movimiento de la superficie (por ejemplo, el colchón) absorberá parte de la fuerza, por lo que deberá hacer compresiones más profundas para compensar.

Posición de las manos:

- Coloque el talón de la segunda mano sobre la primera.
- Entrelace los dedos, asegurándose de no ejercer presión sobre las costillas.
- Mantenga las manos en contacto constante con el pecho de la víctima, aplicando fuerza de manera uniforme con cada compresión.

Consejo: si tiene que realizar compresiones durante un tiempo prolongado, considere pedir ayuda a otra persona para turnarse y así evitar la fatiga. La calidad de las compresiones puede disminuir si el reanimador se cansa, afectando a la eficacia de la RCP.

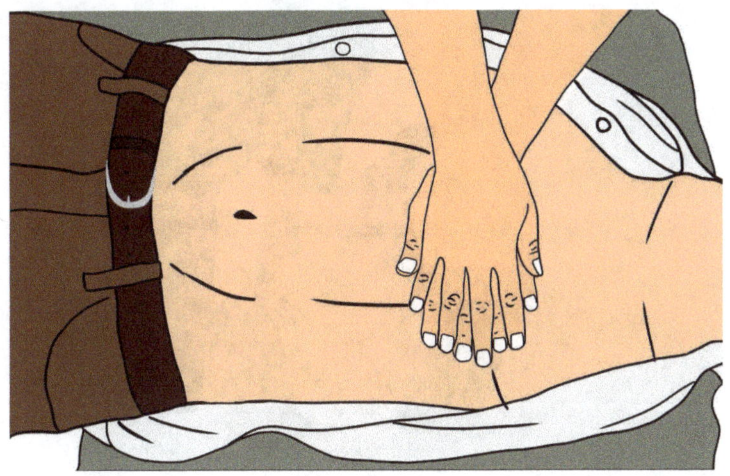

Figura 3.7. Coloque sobre el pecho del paciente la mano no dominante y sobre ésta la dominante, entrelazando los dedos.

- **Mantenga los brazos rectos** y evite ejercer presión en el abdomen o en la parte inferior del esternón.
- Colóquese directamente encima del pecho de la víctima y presione hacia abajo en el centro del esternón, a una profundidad de **entre 5-6 cm.**

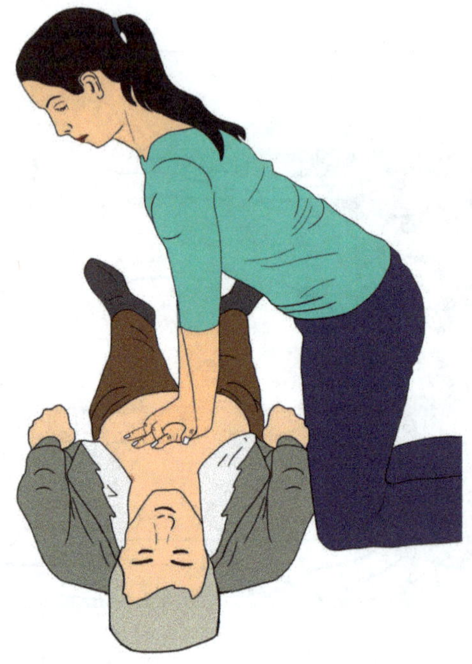

Figura 3.8. Colóquese en un lateral del paciente, con los brazos extendidos, apoyado sobre las rodillas, con éstas ligeramente separadas entre sí.

- **Después de cada compresión**, libere completamente la presión del pecho para permitir que el corazón se llene de nuevo de sangre, pero **mantenga el contacto** de sus manos con el esternón.

- Realice **30 compresiones**, contando en voz alta para llevar el control.
- Mantenga un ritmo de **100-120 compresiones por minuto**, con el menor número de interrupciones posible.

Combinación de compresiones torácicas y ventilaciones.

En situaciones de parada cardíaca, los reanimadores que dispongan de la formación y experiencia necesarias deben realizar **compresiones torácicas combinadas con respiraciones de rescate, realizándose 30 compresiones y 2 insuflaciones (30:2).** Esta técnica permite maximizar la oxigenación y perfusión de los órganos vitales, aumentando las probabilidades de éxito de la reanimación.

Si el reanimador no se siente capacitado para llevar a cabo las respiraciones de rescate, se recomienda realizar **RCP únicamente con compresiones torácicas.** En este caso, se debe mantener un ritmo constante de **100-120 compresiones por minuto,** asegurando la mínima interrupción posible para favorecer la circulación sanguínea.

¡Curiosidad! Diversos estudios han demostrado que, durante los primeros minutos de una parada cardíaca de origen cardíaco, la RCP solo con compresiones puede ser igualmente efectiva que la RCP combinada, ya que el oxígeno residual en la sangre es suficiente para mantener las funciones vitales en ese breve periodo.

3.3.2. Respiraciones de rescate.

Las respiraciones de rescate, también conocidas como ventilaciones, son un componente esencial de la reanimación cardiopulmonar (RCP). Estas respiraciones proporcionan oxígeno a la víctima cuando su propia respiración es inefectiva o está ausente. A continuación, le explicamos cómo administrarlas, paso a paso, de forma clara y detallada.

¿Cómo dar respiraciones de rescate de forma correcta?

1. **Asegúrese de abrir la vía aérea:** después de realizar **30 compresiones torácicas,** vuelva a abrir la vía aérea utilizando la **maniobra frente-mentón.**

   Coloque una mano en la frente de la víctima y con la otra, levante suavemente el mentón para inclinar la cabeza hacia atrás. Esta acción ayuda a evitar que la lengua caiga hacia atrás y bloquee la vía aérea.

2. **Tape la nariz de la víctima:** utilice el dedo índice y el pulgar de la mano que está en la frente para **pinzar la parte blanda de la nariz.** Esto impide que el aire que sople se escape por la nariz y, en su lugar, entre directamente a los pulmones.
3. **Selle la boca:** abra la boca de la víctima y coloque sus labios completamente alrededor de la boca del paciente para crear un **"sello hermético".** Asegúrese de que no haya fugas de aire.
4. **Administre la respiración:** tome aire normalmente e insufle suavemente en la boca de la víctima, durante aproximadamente **1 segundo.**

   Observe el pecho de la víctima: **debe elevarse** ligeramente. Esto indica que el aire ha entrado en los pulmones y la respiración de rescate ha sido efectiva.
5. **Verifique el descenso del pecho:** retire su boca de la de la víctima y observe si el pecho **desciende de nuevo,** a medida que el aire sale de los pulmones. Este movimiento confirma que la respiración ha sido adecuada y que el aire se ha expulsado correctamente.
6. **Repita el proceso:** tome aire de nuevo y repita el procedimiento para proporcionar una **segunda respiración de rescate.** Asegúrese de mantener siempre la vía aérea abierta durante todo el proceso.

7. **No interrumpa las compresiones más de 10 segundos:** no detenga las compresiones más de **10 segundos** para dar las dos respiraciones de rescate. Si se demora demasiado, la circulación de la sangre se interrumpe y se reduce la eficacia de la RCP.
8. **Retome las compresiones torácicas:** coloque nuevamente las manos en la posición correcta sobre el esternón de la víctima y reanude las **30 compresiones torácicas** a un ritmo de **100-120 compresiones por minuto.**
9. **Mantenga el ciclo de 30:2:** continúe con el ciclo de **30 compresiones** seguidas de **2 respiraciones de rescate** hasta que la víctima recupere la respiración espontánea o lleguen los servicios de emergencia.

¡Consejo!: Si no logra un buen sellado en la boca de la víctima o sospecha que el aire no está entrando en los pulmones, ajuste la posición de la cabeza y vuelva a intentar la maniobra frente-mentón. Es preferible que el pecho se eleve ligeramente en lugar de insuflar con demasiada fuerza, ya que un exceso de presión puede hacer que el aire entre en el estómago en lugar de los pulmones, provocando complicaciones como vómitos.

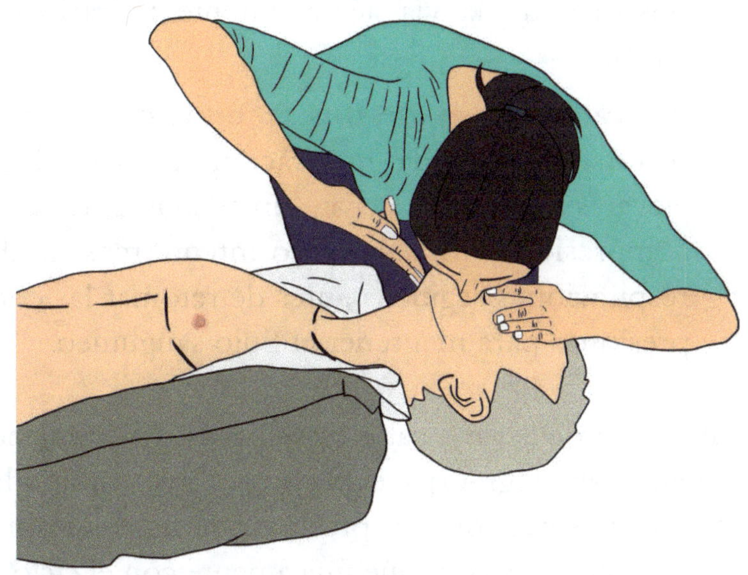

Figura 3.9. Insuflaciones de rescate mediante maniobra frente-mentón.

Qué hacer si la respiración de rescate no eleva el pecho.

Si la primera respiración de rescate no hace que el pecho de la víctima se eleve como lo haría en una respiración normal, siga estos pasos antes de intentarlo de nuevo:

1. **Revise la posición de la cabeza y el mentón:** asegúrese de que la cabeza esté bien inclinada hacia atrás y el mentón esté elevado correctamente, para tener la vía aérea abierta de forma correcta.
2. **Verifique la boca de la víctima:** observe dentro de la boca y, si detecta algún objeto que esté

obstruyendo la vía aérea, intente retirarlo con cuidado.

3. **No intente más de dos respiraciones seguidas:** si la segunda respiración tampoco logra elevar el pecho, vuelva inmediatamente a las compresiones torácicas. No intente más de dos respiraciones seguidas antes de retomar las compresiones para mantener el flujo sanguíneo.

Si a pesar de llevar a cabo estos pasos sigue teniendo dificultades para lograr que el pecho se eleve, esto podría indicar una obstrucción más profunda de las vías respiratorias. En este caso, continúe únicamente con el ciclo de compresiones torácicas.

Intervención coordinada en caso de 2 reanimadores.

Cuando haya **dos reanimadores** disponibles, ambos deben trabajar de manera coordinada para maximizar la efectividad de la reanimación:

1. **Primer reanimador:**

- Comienza de inmediato con el protocolo de **Soporte Vital Básico (SVB),** asegurándose de iniciar las maniobras de RCP básicas tan pronto como se confirme que la víctima no respira o su respiración no es normal.

2. **Segundo reanimador:**

- **Llamar al 112** lo antes posible para activar el sistema de emergencias. Si hay un **Desfibrilador Externo Automático (DEA)** disponible en el lugar, vaya a buscarlo mientras el primer reanimador continúa con las maniobras de RCP.

Uso del DEA:

- Una vez se disponga del DEA, enciéndalo, siga las instrucciones y coloque los parches en la víctima, sin interrumpir la RCP. Aplique las descargas solo cuando el DEA lo indique y reanude inmediatamente las compresiones.

Cambio de roles.

- Los reanimadores deben alternarse en la administración de la RCP cada **2 minutos** (o cada vez que el DEA esté analizando) para evitar la fatiga. La calidad de las compresiones disminuye con el tiempo si el reanimador se cansa, por lo que el cambio de roles es crucial para mantener una reanimación efectiva.

Cuándo interrumpir la RCP.

La RCP no debe detenerse, a menos que se cumpla alguna de las siguientes condiciones:

1. **Un profesional sanitario** le indique que debe detenerse.
2. La víctima muestra **signos claros de recuperación,** como:

    - Estar **despierta.**
    - **Moverse** o responder a estímulos.
    - **Abrir los ojos.**
    - **Respirar de manera normal.**

3. Esté físicamente **exhausto** y no pueda continuar, y no haya nadie que pueda relevarle.

USO DE UN DEA

La desfibrilación temprana, realizada en los **3-5 minutos posteriores** a una parada cardíaca, puede aumentar las tasas de supervivencia hasta un **50-70%.** El uso inmediato de un **Desfibrilador Externo Automático (DEA),** disponible en lugares públicos, permite a cualquier persona capacitada actuar rápidamente antes de la llegada de los equipos de emergencia.

El acceso público a estos dispositivos y su uso por parte de los primeros intervinientes o testigos es una herramienta clave para mejorar los resultados en situaciones de parada cardíaca.

4.1. ¿CÓMO INTRODUCIR EL USO DEL DEA DURANTE UNA RCP?

1. **Continúe con la RCP:** no interrumpa las compresiones hasta que el DEA esté en el lugar, encendido, y los electrodos estén conectados a la víctima.
2. **Pida apoyo al segundo reanimador:** si hay un segundo reanimador disponible, pídale que abra y encienda el DEA. Si no es capaz o no quiere hacerlo, asuma usted el control del dispositivo.
3. **Encender el DEA:**

- Algunos modelos de DEA se activan automáticamente al abrir la tapa.
- En otros, es necesario presionar el botón de encendido ("ON").

¡Recuerde! Durante todo el proceso debe minimizar las interrupciones en la RCP para asegurar un flujo sanguíneo constante.

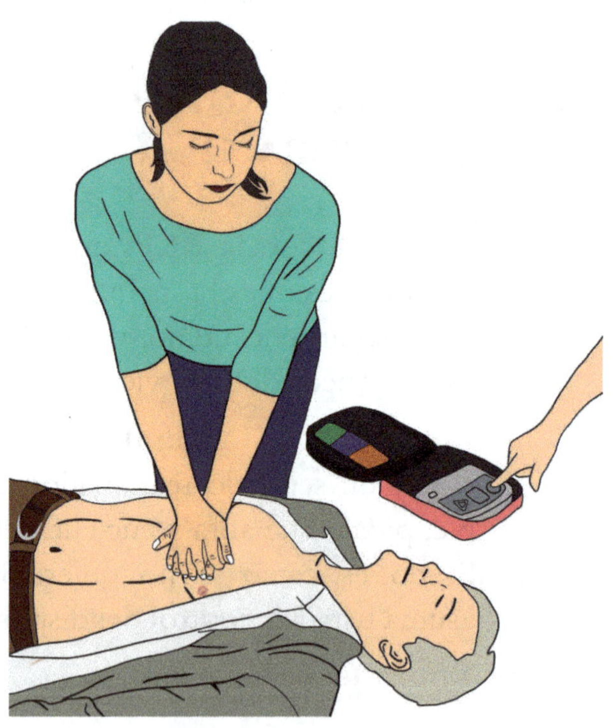

Figura 4.1. Solicite ayuda para el uso del DEA, evitando al máximo las interrupciones.

4. **Descubra el pecho de la víctima:** retire la ropa del pecho para dejar la piel desnuda y poder colocar los parches del DEA correctamente.

- **Si hay más de un reanimador,** continúe realizando RCP mientras el otro coloca los electrodos en la víctima para evitar interrupciones en las compresiones.

5. **Coloque los parches de electrodos:**

- Los parches deben colocarse en el pecho desnudo del paciente, siguiendo las indicaciones que se muestran en el envoltorio o en los propios parches del DEA.
- Generalmente, uno de los parches se coloca **debajo de la clavícula derecha** y el otro **en el costado izquierdo,** un poco por debajo de la axila.

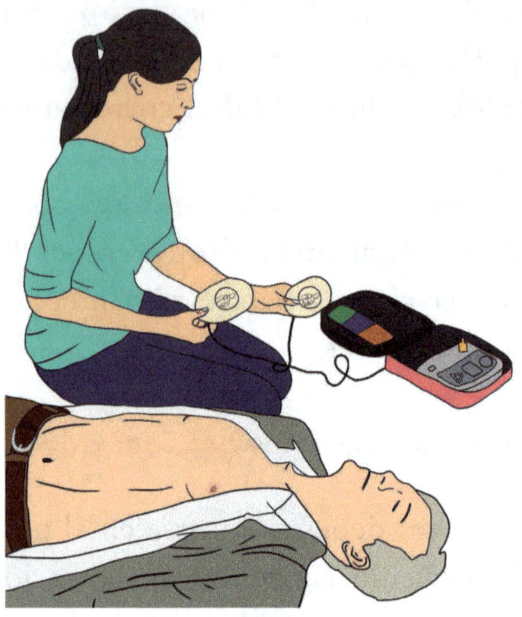

Figura 4.2. Revise la posición correcta de los parches, antes de colocarlos sobre el pecho desnudo del paciente.

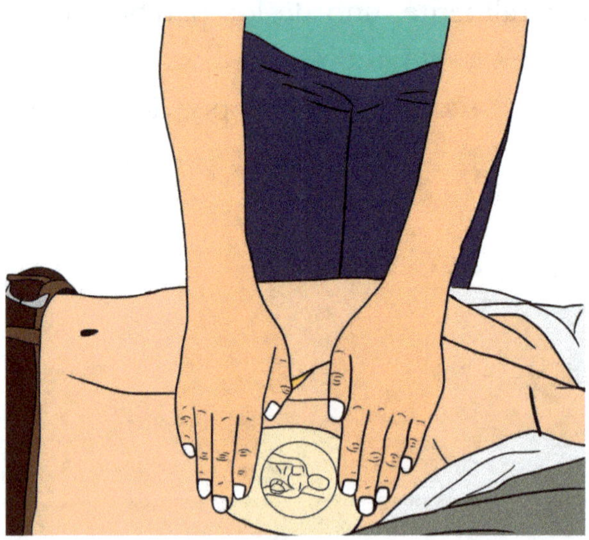

Figura 4.3. En primer lugar coloque el primer parche debajo de la axila izquierda.

¡No toque a la víctima! Asegúrese de que **nadie esté en contacto con la víctima o los cables conectados al DEA,** mientras el dispositivo analiza el ritmo cardíaco. **Es fundamental retroceder un paso y mantenerse alejado** para evitar interferir con el análisis. Utilice **señales claras** para advertir a los presentes que no deben acercarse ni tocar al paciente. Si por accidente alguien toca a la víctima y provoca un movimiento, **el DEA detendrá el análisis y lo reiniciará automáticamente.**

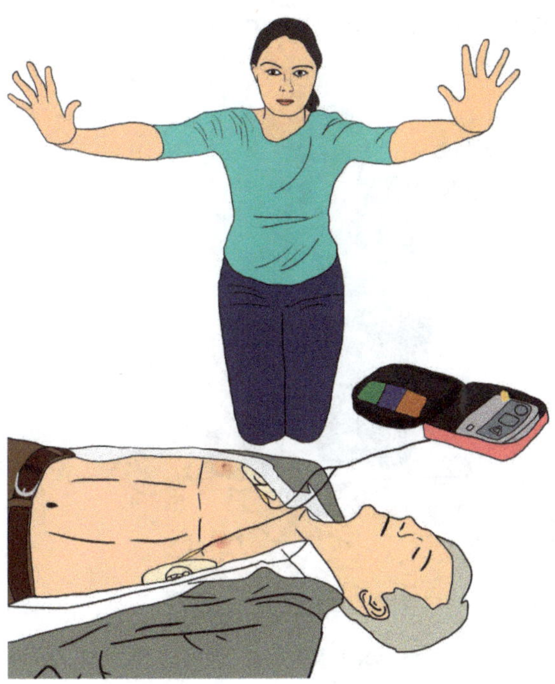

Figura 4.4. Mantener alejados del paciente a cualquier interviniente durante el análisis del ritmo por parte del DEA.

6. Si el dispositivo indica una descarga, **siga las instrucciones y administre la descarga** inmediatamente. Asegúrese de que **nadie se encuentre en contacto con la víctima** ni con los cables en ese momento. Una vez que el DEA confirme que es seguro, **presione el botón de descarga** para aplicar el choque eléctrico.

   Después de la descarga, **reanude inmediatamente las compresiones torácicas y siga las indicaciones del dispositivo** para continuar con el protocolo de reanimación.

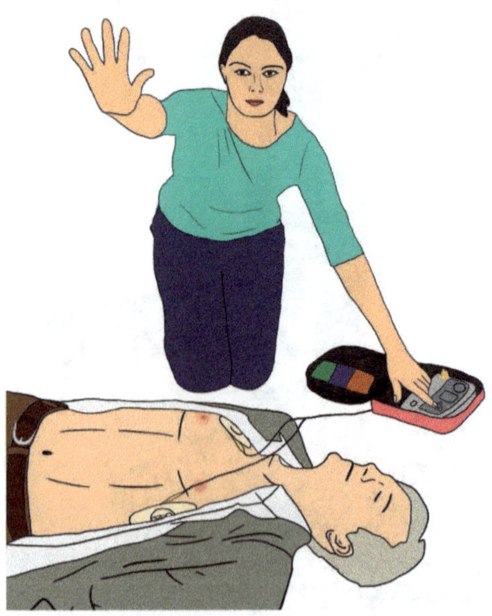

Figura 4.5. Administre la descarga, asegurándose que es segura su administración.

¡No toque a la víctima!

Asegúrese de que **nadie más** esté en contacto con la víctima ni con los cables conectados al DEA. Si el dispositivo no es totalmente automático, **presione el botón de descarga** tal como le indicará el dispositivo (los desfibriladores totalmente automáticos se encargan también de la descarga de forma autónoma).

Para administrar una descarga de manera segura, **coloque su dedo en el botón de descarga,** y antes de presionarlo, **mire a su alrededor para asegurarse de que nadie se encuentra en contacto con la víctima.** Haga una **señal visible para que los presentes se mantengan alejados** y diga en voz alta "¡Descargo!", previamente a presionar el botón. Es importante que **mire a su alrededor y no al botón** mientras administra la descarga, para verificar que el área esté libre de personas.

---

7. Inmediatamente después de que se administre la descarga, o si el DEA indica que no es necesaria, **reinicie de forma inmediata las maniobras de RCP** con el ritmo de **30 compresiones y 2 ventilaciones.** Siga las **instrucciones verbales y visuales** que le proporcione el dispositivo. La RCP debe continuar durante **2 minutos** completos, tras los cuales el DEA volverá de forma automática a **analizar el ritmo cardíaco,** para

determinar si es necesaria otra descarga o si debe continuar con las maniobras de RCP.

Si cuenta con una mascarilla, **este es el momento adecuado para abrirla** y prepararla para su uso. Asegúrese de que **la mascarilla esté lista y colocada correctamente** antes de proceder a realizar cualquier maniobra de respiración asistida. **Utilizar la mascarilla ayudará a reducir el riesgo** de contagio de enfermedades durante el proceso de primeros auxilios.

¡Si está solo, NO abandone a la víctima para buscar un DEA a menos que el colapso haya sido presenciado y el dispositivo esté **disponible de inmediato** en las cercanías!

4.2. ASPECTOS DE SEGURIDAD

- **Seguridad del reanimador:** durante el proceso de análisis, carga o administración de una descarga, no toque a la víctima ni a los cables conectados a los parches. Hacerlo podría provocar movimientos que interfieran con el análisis del ritmo cardíaco y retrasar la aplicación de la descarga.
- **Seguridad de los testigos:** asegúrese de que el entorno sea seguro. Durante el análisis, carga

y, especialmente, durante la administración de la descarga, nadie debe tocar a la víctima ni su entorno cercano (por ejemplo, una cama o superficie en contacto). Grite en voz alta "¡No toque a la víctima!" y realice una comprobación visual para asegurarse de que nadie esté en contacto con la víctima o su entorno, antes de continuar.

- **Revisión periódica del DEA:** si forma parte de un equipo o trabaja en un entorno en el que se disponga de un DEA, asegúrese de que estos dispositivos sean revisados regularmente. Verifique que las baterías estén cargadas y que los parches sean compatibles y no estén caducados. Contar con un equipo en buen estado puede ser la diferencia entre una intervención exitosa y un problema en un momento crítico.

Estas medidas no solo protegen a la víctima, sino también a usted y a los que están a su alrededor, garantizando un entorno seguro y eficiente para la reanimación.

4.3. COLOCACIÓN DE PARCHES. CONSIDERACIONES

Al aplicar el DEA, es fundamental asegurarse de que el pecho de la víctima esté en condiciones óptimas para permitir un contacto efectivo entre los parches y la piel.

La ubicación, las condiciones de la piel y la presencia de objetos o materiales sobre el pecho pueden afectar la efectividad de la desfibrilación. A continuación, se detallan las consideraciones más importantes que deben tenerse en cuenta antes de colocar los parches del DEA, para garantizar una correcta administración de la descarga y evitar complicaciones.

- **Tórax mojado:** si la víctima presenta el pecho mojado, ya sea por **sudoración intensa** o después de ser rescatada del agua, es esencial **secar rápidamente el pecho** antes de colocar los parches del DEA. La humedad puede interferir con la conductividad eléctrica y afectar la eficacia del dispositivo.
- **Tórax con vello abundante:** en raras ocasiones, un **tórax muy velludo** puede dificultar la correcta adhesión de los parches del DEA. Si los parches no se adhieren bien, puede ser necesario **recortar o afeitar el vello** en el área donde se colocarán los parches, para garantizar un contacto adecuado. Sin embargo, **no se recomienda afeitar de manera rutinaria,** ya que esto puede desperdiciar tiempo valioso durante una emergencia.
- **Senos:** al colocar los parches, el electrodo izquierdo debe situarse **lateral o debajo del seno izquierdo,** asegurándose de **evitar el tejido mamario** para garantizar una correcta desfibrilación.

- **Materiales adheridos a la piel:** retire cualquier **yeso** o material adherido a la piel que pueda interferir con el buen contacto de los parches del DEA. Además, algunas víctimas pueden tener **parches de medicamentos** en el pecho; éstos deben ser **retirados** antes de la desfibrilación para evitar **chispas o quemaduras.** Guarde los parches de medicamentos en la pierna de la víctima para su posterior inspección.
- **Joyas:** si es posible, retire cualquier joya metálica que pueda estar en contacto con los parches del DEA, como collares o piercings. Los parches no deben colocarse sobre objetos metálicos, ya que esto podría interferir con la descarga eléctrica o causar lesiones adicionales.

Lo ideal es tener junto al DEA algunos materiales que nos van a permitir dar respuesta a determinadas situaciones, cuando éstas se presenten (ejemplo exceso de vello, ropa…)

- Toalla y/o paños.
- Mascarilla protectora.
- Guantes desechables.
- Tijeras.
- Juego de parches adicionales.
- Algoritmo de RCP impreso.

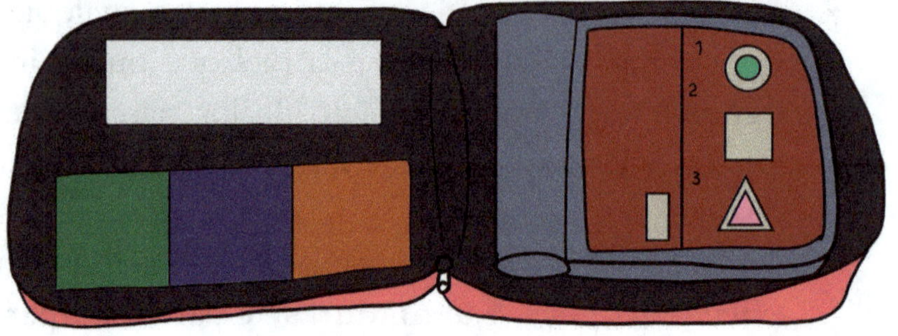

Figura 4.6. Imagen básica de un DEA.

4.4. MARCAPASOS

Algunas víctimas pueden tener un **marcapasos implantado,** que generalmente es visible como una pequeña protuberancia bajo la piel del pecho, justo debajo de la clavícula izquierda; aunque en algunos casos, el marcapasos puede estar colocado bajo la clavícula derecha. Es fundamental asegurarse de que **los parches del DEA no se coloquen directamente sobre el marcapasos,** ya que esto podría interferir con el funcionamiento del dispositivo o con la efectividad de la descarga. Los parches deben situarse **al lado o debajo del marcapasos,** garantizando un contacto adecuado con la piel para que el DEA funcione correctamente.

4.5. RECOGIDA DE DATOS SEGÚN EL MODELO UTSTEIN

El modelo UTSTEIN propone un sistema estandarizado para registrar información en emergencias médicas, especialmente cuando se utiliza un desfibrilador externo automático (DEA). Este método permite que los datos recogidos sean claros, precisos y comparables, facilitando el análisis de los procedimientos realizados.

Cuando se utiliza un DEA, es importante que la persona responsable de su uso registre y remita un informe detallado al servicio de emergencias de su comunidad autónoma. Este registro debe incluir datos clave obtenidos directamente del dispositivo y de la intervención, con el objetivo de recopilar información útil para optimizar los procesos de atención.

Datos esenciales a registrar

Para garantizar la precisión y utilidad de la información, los siguientes aspectos deben documentarse, indicando horas exactas y evitando estimaciones aproximadas:

1. Edad y sexo de la persona afectada.
2. Hora del colapso o momento del reconocimiento: Si hubo testigos del evento, se debe documentar la hora exacta en la que ocurrió el colapso. Si no hay testigos, se registrará la hora en la que se identificó el paro cardíaco.
3. Hora de activación de los servicios de emergencia: Este dato corresponde al momento en que se realiza la llamada al 112 o al número de emergencias local.

4. Hora de inicio de la RCP: indica el momento en el que se comienzan las maniobras de reanimación cardiopulmonar.

5. Uso del desfibrilador: se deben registrar:

- El momento en que el desfibrilador se puso en funcionamiento.
- Si fue posible administrar una descarga de forma inmediata o si se necesitó más tiempo.
- El número total de descargas aplicadas durante el procedimiento.

6. Hora de recuperación de respiración y circulación: si se logra restablecer la circulación o la respiración espontánea, es fundamental documentar este dato.

Seguimiento posterior al uso del DEA

Después de cada uso del desfibrilador, el personal del servicio de emergencias de la comunidad correspondiente revisará los datos registrados. Este análisis tiene como finalidad identificar posibles áreas de mejora y aplicar correcciones necesarias en el protocolo de respuesta.

En algunas regiones, existen formularios específicos que deben completarse para remitir esta información de manera oficial y uniforme.

POSICIÓN LATERAL DE SEGURIDAD O DE RECUPERACIÓN

Al evaluar a una víctima, es importante seguir los siguientes pasos según su estado:

- **Si la víctima responde:** déjela en la posición en la que se encuentra, averigüe qué le ocurre y **reevalúe regularmente** su condición para asegurarse de que ésta no cambia.
- **Si la víctima está inconsciente pero respira normalmente:** debe colocarla en la **posición lateral de seguridad** para mantener la vía aérea abierta y evitar complicaciones.
- **Si la víctima está inconsciente con ausencia de respiración o respiración anormal:** en este caso, **no coloque a la víctima en posición lateral de seguridad;** en su lugar, inicie el s**oporte vital básico (SVB),** que incluye **avisar al servicio de emergencias médicas (SEM)** y comenzar la **RCP básica** de inmediato.

La **posición lateral de seguridad** es crucial para cualquier víctima inconsciente que respira con normalidad, ya que ayuda a **mantener la vía aérea despejada,** al evitar que la lengua caiga hacia atrás y bloquee el paso del aire. Además, esta posición facilita el drenaje de fluidos hacia el exterior, lo que previene que los líquidos, como sangre o vómito, obstruyan la vía respiratoria.

5.1. ¿CÓMO COLOCAR A LA VÍCTIMA EN POSICIÓN LATERAL DE SEGURIDAD (PLS)?

Para colocar a la víctima en **posición lateral de seguridad,** siga estos pasos:

1. **Retire objetos** que porte la victima como gafas, si las lleva puestas, para evitar que se rompan o causen daños durante el movimiento.
2. **Arrodíllese** al lado de la víctima, asegurándose de que ambas piernas de la víctima estén **completamente estiradas.**
3. Tome el **brazo más cercano a usted** y colóquelo en un **ángulo recto** respecto al cuerpo de la víctima, con el **codo flexionado** y la **palma de la mano hacia arriba.** Esto ayudará a estabilizar la posición una vez que la víctima esté girada.
4. Coloque el brazo más alejado sobre el pecho del paciente, y posicione el dorso de la mano de ese brazo contra la mejilla de la víctima más cercana a usted.
5. Con su **otra mano,** agarre la **pierna más alejada** de la víctima, justo por detrás de la rodilla, y **tire de ella hacia usted,** manteniendo el pie en contacto con el suelo. Esto facilitará el movimiento del cuerpo.

6. Mientras sostiene la **mano de la víctima contra su mejilla,** use la pierna que ha levantado para **hacer rodar a la víctima** hacia usted, de modo que quede de lado en dirección a donde usted está.

Verifique que **el codo del brazo más distante** de la víctima esté apoyado sobre el suelo o en el otro brazo.

Manteniendo su mano en la misma posición, **coloque la pierna superior** de manera que la **cadera y rodilla** queden formando un ángulo recto.

Eche la cabeza ligeramente hacia atrás para asegurarse de que las **vías respiratorias permanecen despejadas.**

Ajuste la mano debajo de la mejilla si es necesario para mantener la **cabeza ligeramente extendida,** asegurando una vía aérea abierta.

Cuando la víctima esté en la **posición lateral de seguridad,** verifique si la **respiración es adecuada.**

Este movimiento permitirá que la víctima quede en la **posición lateral de seguridad,** con la cabeza apoyada y las vías respiratorias despejadas, reduciendo el riesgo de asfixia por vómito o la obstrucción de la vía aérea.

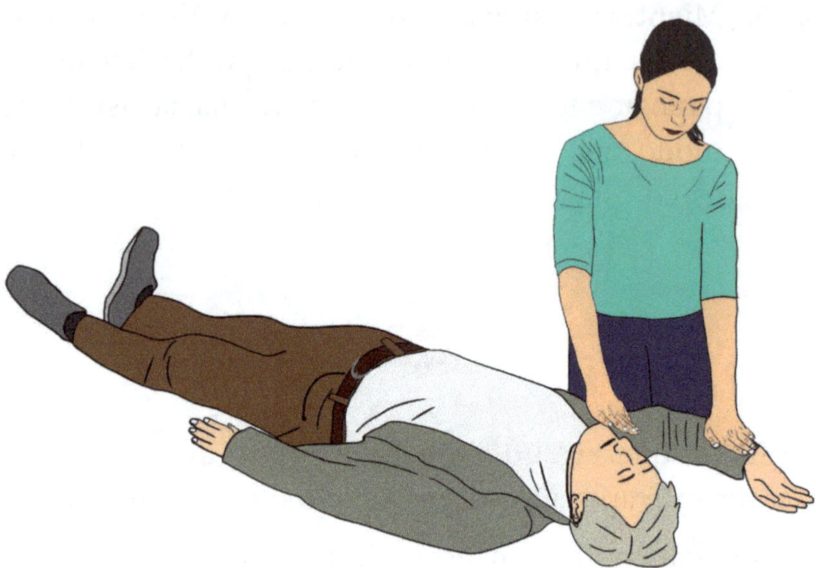

Figura 5.1. Coloque el brazo de la víctima más próximo haciendo un ángulo de 90º.

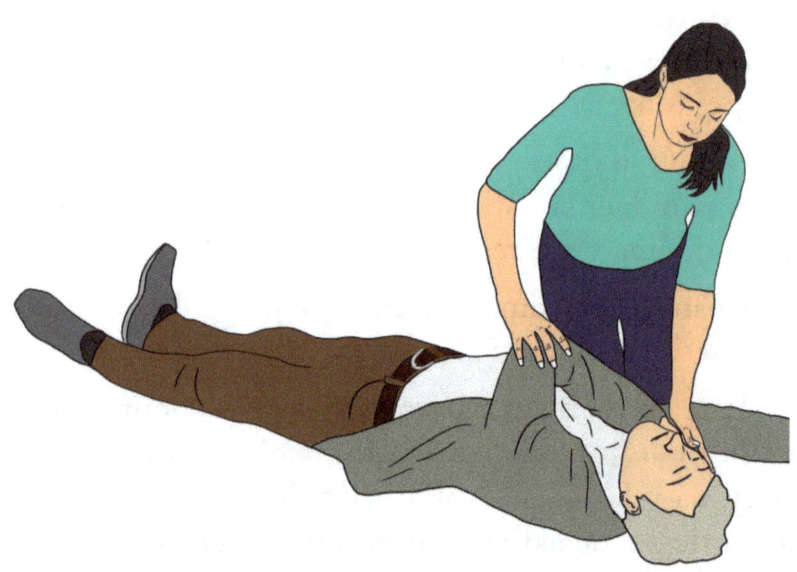

Figura 5.2. Traiga el dorso de la mano de la víctima contra la mejilla más cercana a usted.

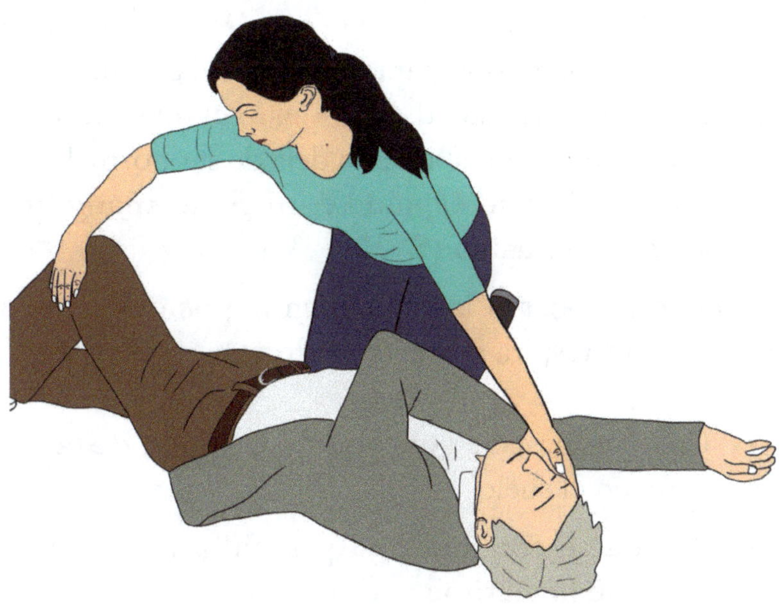

Figura 5.3. Doble y tire de la pierna más alejada hacia usted.

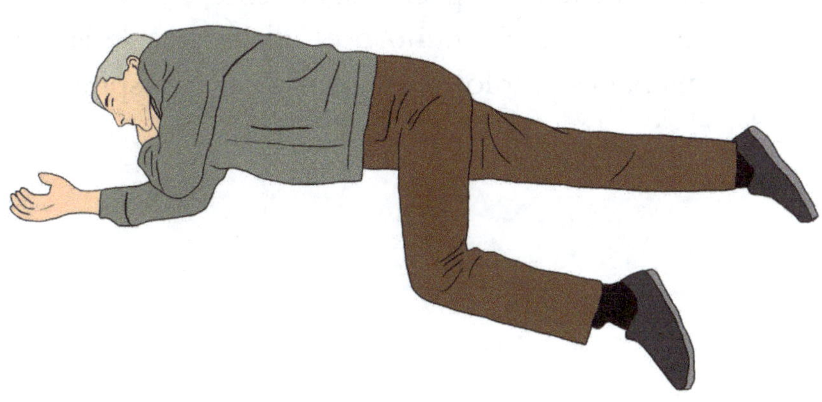

Figura 5.4. En esta imagen se muestra como quedaría el paciente colocado en posición lateral de seguridad (PLS)

Reevalúe periódicamente la respiración, tomando no más de 10 segundos para verificar si la víctima está respirando con normalidad. **Haga esto cada minuto.** Si en algún momento la respiración deja de ser normal, **gire a la víctima sobre su espalda e inicie las maniobras de soporte vital básico (SVB).**

Para comprobar si la víctima en la **posición lateral de seguridad** respira correctamente, siga estos pasos:

- Coloque la **parte superior de la frente de la víctima** en el suelo.
- Acérquese con su **oreja y mejilla a la nariz y boca de la víctima.**
- **Ver, oír y escuchar la respiración durante 10 segundos:** observe si el pecho se mueve, escuche los sonidos de la respiración y sienta si sale aire.
- Si no puede ver el pecho claramente, **coloque una mano sobre el pecho o el abdomen** de la víctima para sentir los movimientos de la respiración.

ATRAGANTAMIENTO

El atragantamiento, conocido como **obstrucción de la vía aérea por un cuerpo extraño (OVACE),** es una situación de emergencia que, aunque poco frecuente, puede ser mortal si no se trata a tiempo. Esta condición ocurre cuando un objeto, como un trozo de comida o cualquier otro material, bloquea parcial o completamente las vías respiratorias, impidiendo que la víctima respire con normalidad.

El atragantamiento suele suceder **durante las comidas,** por lo que es común que sea **presenciado por otras personas.** Generalmente, se puede identificar con facilidad, ya que la víctima **se lleva las manos a la garganta,** el gesto universal de atragantamiento, y comienza a **toser** en un intento desesperado por expulsar el objeto. A medida que la situación empeora, es posible que **la tos se vuelva ineficaz o desaparezca,** y la víctima **podría dejar de respirar,** lo que requiere una intervención inmediata.

Una obstrucción completa de la vía aérea puede provocar la pérdida de consciencia en pocos minutos, y si no se alivia, puede derivar en consecuencias fatales. En este capítulo se abordarán las **medidas de primeros auxilios** que deben aplicarse para tratar de aliviar una obstrucción y salvar la vida de la víctima en estas situaciones.

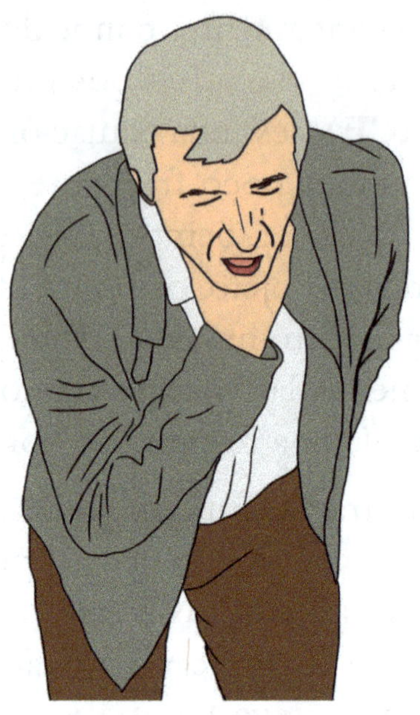

Figura 6.1. Posición que adquiere el paciente cuando se produce una obstrucción de la vía aérea.

Dado que en las primeras fases del atragantamiento **la víctima suele estar consciente y receptiva,** esto ofrece una **valiosa oportunidad para intervenir** rápidamente y evitar que la situación empeore. Un cuerpo extraño que provoca una **obstrucción severa de la vía aérea** representa una **emergencia médica grave** y requiere un **tratamiento inmediato.**

El protocolo de actuación comienza con la aplicación de **golpes en la espalda,** para tratar de desobstruir la vía aérea al provocar una expulsión forzada del objeto bloqueante (cuerpo extraño). **Si los golpes en la espalda no logran** solucionar la obstrucción, es crucial proceder a realizar **compresiones abdominales** (conocidas como la **maniobra de Heimlich**), que generan una presión ascendente en el diafragma, con la intención de expulsar el objeto que bloquea el paso del aire.

Si la víctima pierde la consciencia, esto nos indica una falta de oxígeno prolongada, por lo que se debe **iniciar maniobras de RCP de inmediato** y continuar hasta que llegue ayuda o se logre desobstruir la vía aérea. Simultáneamente, es fundamental **solicitar asistencia médica** lo más pronto posible, ya que la rápida intervención puede ser determinante para salvar la vida de la persona afectada.

6.1. APROXIMACIÓN PASO A PASO

1. **Sospecha de atragantamiento:** esté alerta, especialmente si la víctima ha estado comiendo. Avise (usted mismo o un segundo testigo) precozmente a los servicios de emergencias médicas (a través del 112 o del número local de emergencias).
2. **Obstrucción leve:** anime a la víctima para que tosa. Una víctima que puede hablar, toser y respirar tiene una obstrucción leve. Las víctimas con OVACE leve deben permanecer en observación continua hasta que mejoren, ya que posteriormente se puede desarrollar una obstrucción grave de la vía aérea.
3. **Obstrucción severa pero consciente:** una víctima que no puede hablar/responder, tiene una

tos debilitada y está luchando o no puede respirar, tiene una obstrucción grave de las vías aéreas.

Golpes interescapulares: cuando una víctima muestra los signos de obstrucción severa de la vía aérea y está consciente, dé **5 golpes** en la espalda: apoye una mano sobre el pecho de la víctima e inclínela hacia adelante, de modo que, cuando el objeto que causa la obstrucción sea expulsado, salga de la boca hacia fuera y no siga hacia abajo en la vía aérea.

6.2. ¿QUÉ HACER ANTE UNA OBSTRUCCIÓN DE VÍA AÉREA?

1. **Sospecha de atragantamiento: alerte de inmediato a los servicios de emergencias médicas** (llamando al 112 o al número local de emergencias). Si está acompañado, pida a un segundo testigo que haga la llamada mientras usted actúa.
2. **Obstrucción parcial:** el paciente **toserá, incluso hablará y respirará,** ya que hay paso parcial del aire por la vía aérea. En este caso, debemos **incentivar la tos. Anime a la víctima a continuar tosiendo,** pues es la forma más efectiva de despejar una obstrucción parcial. Mantenga a la persona bajo **observación constante,** ya que la obstrucción podría agravarse y volverse completa.

3. **Obstrucción completa de la vía aérea:** si la víctima no puede hablar ni toser, o tiene dificultad para respirar, se enfrenta a una **obstrucción grave** de la vía aérea. Es importante iniciar de forma inmediata las maniobras de desobstrucción. Para ello, vamos a probar primero con las menos "agresivas" (golpes intercostales) pudiendo progresar y requerir otras más "invasivas" (maniobra de Heimlich) si no se consigue desobstruir.

a. **Primera maniobra: Golpes interescapulares:** en caso de obstrucción severa y mientras la víctima esté consciente, debemos comenzar administrando **5 golpes interescapulares.** Para ello coloque su mano no dominante sobre el pecho de la víctima e **inclínela hacia adelante** para evitar que el objeto bloquee aún más la vía respiratoria si es expulsado. A continuación, con el **talón de su mano dominante** dé los golpes entre las escápulas (omóplatos). **Verifique después de cada golpe** si el objeto ha sido expulsado, antes de proceder con el siguiente golpe.

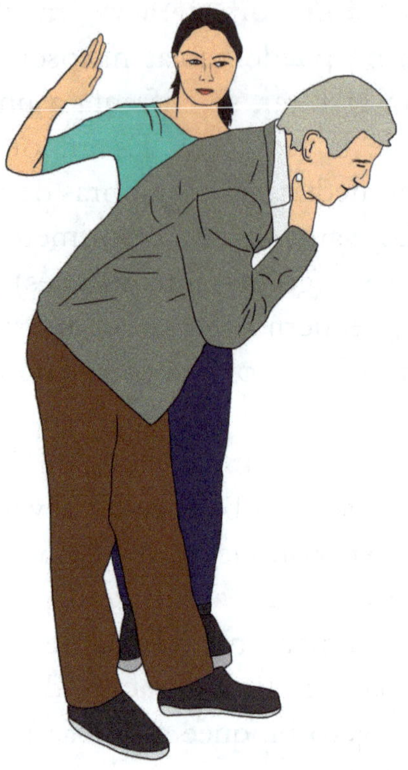

Figura 6.2. Dar 5 golpes interescapulares con el talón de la mano, comprobando tras realizar cada uno de ellos si se produjo una desobstrucción de la vía aérea.

b. **Segunda maniobra:** si los 5 golpes interescapulares no logran resolver la obstrucción de la vía aérea, dé hasta 5 compresiones abdominales de la siguiente forma:

- Colóquese detrás de la víctima y rodee con ambos brazos la parte superior del abdomen.
- Incline a la víctima hacia adelante.

- Cierre el puño de una mano y colóquelo entre el ombligo y la caja torácica, preferiblemente, con el pulgar dirigido contra la pared abdominal.
- Agarre esta mano con su otra mano y tire bruscamente hacia adentro y hacia arriba.
- **Repita** este procedimiento **hasta 5 veces, comprobando después de cada maniobra si el cuerpo extraño es expulsado** o no, antes de administrar la siguiente.

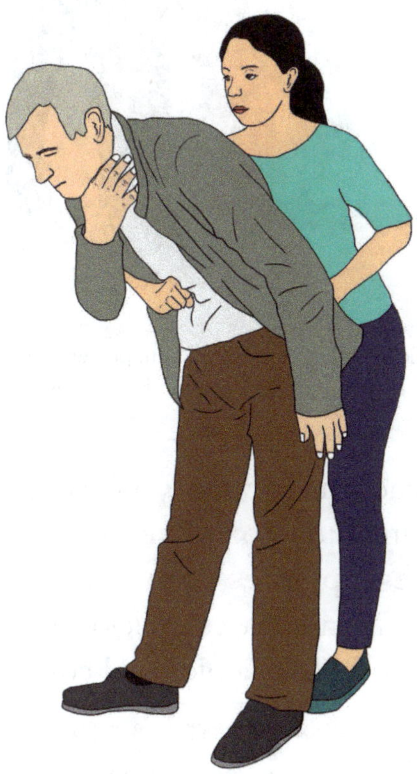

Figura 6.3. Colocar mano no dominante con el puño cerrado en un punto medio entre el ombligo y el esternón.

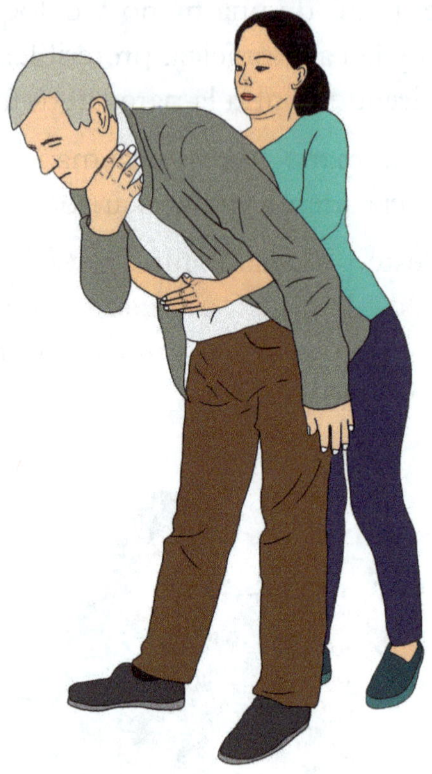

Figura 6.4. Colocar la mano dominante por encima de la mano no dominante y realizar una compresión hacia adentro y hacia arriba.

Si la obstrucción persiste y no se alivia después de los primeros intentos **continue alternando los cinco golpes interescapulares con cinco compresiones abdominales.** Mantenga este ciclo hasta que el objeto sea expulsado o la víctima pierda el conocimiento.

Es importante observar las reacciones de la víctima tras cada golpe o compresión para evaluar si el cuerpo extraño ha sido expulsado.

Recuerde que **las compresiones abdominales no deben realizarse en mujeres embarazadas ni en niños menores de 1 año.** En estos casos, se deben realizar **compresiones torácicas.**

- En **mujeres embarazadas y niños mayores de 1 año,** en lugar de aplicar compresiones abdominales, utilice el **talón de una mano** y colóquelo en el centro del pecho, justo sobre el esternón. Realice las compresiones de manera firme pero cuidadosa, evitando ejercer una presión excesiva para no causar lesiones internas.
- Para los **bebés menores de 1 año,** debe utilizar solo **dos dedos** en el centro del pecho, sobre el esternón, y realizar las compresiones de manera suave y controlada para evitar daños a su frágil estructura ósea. Es esencial que estas compresiones sean más delicadas y lentas que las aplicadas a adultos.

  La frecuencia de las compresiones debe ser más lenta que las que se utilizan durante la RCP convencional, ya que el objetivo es liberar la obstrucción sin generar un trauma adicional. **Evite aplicar demasiada fuerza,** ya que la presión adecuada es suficiente para expulsar el objeto sin causar daño a las costillas o los órganos internos.

Si la víctima muestra signos de **hipoxia** (falta de oxígeno), como labios o piel azulados, pérdida de consciencia o incapacidad para respirar o toser, **actúe de inmediato y con urgencia,** continuando con las maniobras, hasta que la vía aérea se libere o llegue el equipo de emergencias.

Además, siempre que sea posible, **pida ayuda mientras actúa.** En situaciones de emergencia, es vital alertar a los servicios médicos lo antes posible. Si está solo, llame mientras realiza las maniobras, y si hay más personas presentes, delegue esta tarea para que pueda concentrarse en el tratamiento sin interrupciones.

6.3. SI LA VÍCTIMA NO RESPONDE: INICIE MANIOBRAS DE RCP

Si en algún momento la víctima deja de responder durante el proceso de desobstrucción, es crucial **actuar rápidamente:**

1. **Coloque a la víctima boca arriba** en el suelo con cuidado.
2. **Active de inmediato el sistema de emergencias,** llamando al 112 o al número de emergencias local.
3. **Comience la RCP** inmediatamente, iniciando con las compresiones torácicas. Mantenga el ritmo adecuado de compresiones y ventilaciones hasta que llegue la ayuda o la víctima muestre signos de recuperación.

6.4. CUIDADOS POSTERIORES

Tanto las **compresiones abdominales** como las **compresiones torácicas** pueden provocar lesiones internas como fracturas de costillas o daño a los órganos. Por esta razón, es fundamental que **toda víctima que haya sido tratada con estas maniobras reciba atención médica** lo antes posible. Un examen médico completo es necesario para descartar o tratar cualquier posible lesión provocada durante la intervención.

Incluso si la obstrucción ha sido eliminada y la víctima parece recuperarse, **una valoración médica es esencial** para garantizar que no haya complicaciones posteriores.

SVB EN LACTANTES Y NIÑOS

La secuencia de **RCP para adultos** es segura y puede utilizarse en **niños** inconscientes y que no están respirando de forma adecuada. Sin embargo, se pueden realizar algunas **modificaciones** para que sea más adecuada para los niños y lactantes:

1. **Dar 5 insuflaciones de rescate iniciales** antes de comenzar con las compresiones torácicas. Si está solo, primero se deben administrar estas cinco respiraciones antes de solicitar ayuda. Si hay otra persona presente, puede llamar a los servicios de emergencia mientras usted realiza las maniobras de reanimación.
2. Al realizar las compresiones torácicas, **comprima el pecho, al menos, un tercio de su profundidad,** asegurándose de no exceder los 6 centímetros de profundidad. Dependiendo del tamaño del niño, puede usar **dos dedos, ya sean pulgar e índice o los pulgares de ambas manos,** para lograr la profundidad de compresión adecuada.
3. Los **DEA estándar** son seguros para usar en **niños mayores de 8 años.** Para niños menores de 8 años, se deben utilizar **parches pediátricos** especiales

o un **atenuador de dosis pediátrico.** Si no dispone de estos parches específicos, puede usar el DEA estándar en su configuración habitual.

4. Si los **parches del DEA** son demasiado grandes y existe riesgo de arco eléctrico, debe colocarse un parche en la **parte superior de la espalda, entre las escápulas,** y el otro en la **parte delantera del pecho,** ligeramente a la izquierda del esternón. Esta posición, conocida como **antero-posterior,** es también una opción segura y efectiva.

PARADA CARDÍACA EN SITUACIONES ESPECIALES

8.1. AHOGAMIENTO

Al igual que en los niños, las víctimas de ahogamiento suelen experimentar una **parada cardiorrespiratoria** debido a una grave falta de oxígeno como consecuencia de la inmersión. Por este motivo, la reanimación en casos de ahogamiento se centra principalmente en **la ventilación,** además de las compresiones torácicas. Se recomienda iniciar con **5 insuflaciones de rescate** al comienzo de la reanimación.

El algoritmo de actuación en una persona ahogada es similar al de los niños:

1. Si la víctima **no responde** y la **respiración está ausente o es anormal.**
2. **Llame a los servicios de emergencia** y solicite un DEA.
3. **Realice 5 insuflaciones de rescate iniciales.**
4. Realice **30 compresiones torácicas.**
5. Dé **2 insuflaciones de rescate.**
6. Continúe con el ciclo de **RCP 30:2.**

Cuando llegue el DEA, **enciéndalo y siga las instrucciones.** Antes de aplicar los parches, **seque el pecho** de la víctima para asegurar una correcta adherencia de los parches. Además,

mueva a la víctima si está en un charco de agua para evitar complicaciones durante la desfibrilación.

8.2. PACIENTE TRAUMÁTICO

Una **lesión traumática** puede desencadenar o agravar una parada cardíaca. Las causas pueden incluir la obstrucción de la vía aérea, la falta de oxígeno o la pérdida masiva de sangre. **El soporte vital básico** debe realizarse en víctimas de parada cardíaca por traumatismo, siempre que sea seguro para el rescatador.

Durante la reanimación, **minimice el movimiento de la columna vertebral** tanto como sea posible, sin comprometer la efectividad de la RCP.

En caso de **hemorragia incontrolable,** es fundamental detener la pérdida de sangre **antes de comenzar las compresiones torácicas.** Aplique **presión directa** sobre la herida para controlar el sangrado (puede usar una toalla, camisa o vendajes hemostáticos, si están disponibles). Si la hemorragia externa es masiva y no se controla con presión directa, utilice un **torniquete**, preferiblemente uno comercial, para detener el sangrado.

8.3. EMBARAZO

En el caso de una parada cardíaca en una **mujer embarazada,** debe seguirse el procedimiento estándar de **RCP**, incluyendo el uso de un DEA si es necesario. Cuando llame a los servicios de emergencia, **informe claramente que la víctima está embarazada,** ya que esto puede influir en el tipo de atención que se le brinde.

No debe haber temor a **dañar al feto** al realizar la RCP o utilizar el DEA. Si los senos son voluminosos, el parche derecho puede colocarse **debajo de la axila derecha** para evitar colocarlo sobre el seno derecho.

A medida que el embarazo avanza, el flujo sanguíneo hacia el corazón de la madre puede verse reducido debido a la **compresión de la vena cava** por el útero. En este caso, incline el abdomen de la víctima, aproximadamente, **hacia su lado izquierdo,** colocando una almohada o prenda de ropa bajo su lado derecho. Si hay alguien entrenado, puede mover suavemente el abdomen hacia la izquierda con ambas manos. Una vez que se recupere la circulación en la mujer embarazada, se debe colocar **sobre su lado izquierdo** para mejorar el flujo sanguíneo hacia el corazón y, por lo tanto, al feto.

PANDEMIA DE COVID-19

Las guías del Consejo Europeo de Reanimación (ERC) han priorizado siempre la seguridad del reanimador. Sin embargo, la falta de evidencias claras ha dificultado la definición precisa de los riesgos asociados en situaciones específicas, como una pandemia. Aunque los reanimadores pueden valorar más el beneficio para la víctima que su propio riesgo, deben ser conscientes de su responsabilidad hacia familiares, colegas y la comunidad en general. Cuando existe riesgo de transmisión de una enfermedad grave, es esencial que los reanimadores utilicen **equipo de protección individual (EPI) adecuado** antes de proporcionar soporte vital.

Deben establecerse sistemas que faciliten esto, y si se requiere más tiempo para garantizar una atención segura, debe considerarse una parte aceptable del proceso de reanimación.

Durante la pandemia de COVID-19, la reanimación puede generar **aerosoles** (partículas en el aire que contienen el virus), los cuales son altamente contagiosos. Por ello, los asistentes deben extremar las precauciones. Aquellos que ya han tenido contacto **estrecho con la víctima** (como familiares o amigos cercanos) pueden estar más dispuestos a realizar la **RCP estándar** según las guías de 2021, conscientes de que esto podría aumentar el riesgo de infección si la víctima tiene COVID-19, pero también mejorar significativamente su pronóstico.

No obstante, y siguiendo las normas y regulaciones, el **soporte vital básico (SVB)** debe adaptarse para **limitar el riesgo** para el reanimador:

- **Use una mascarilla facial.**
- **Si dispone de guantes,** póngaselos.
- **Cubra la cara de la víctima** con una mascarilla facial, toalla o camiseta, tapando boca y nariz.
- **Evalúe la capacidad de respuesta** sacudiendo suavemente el cuerpo, las caderas o las piernas de la víctima (evite tocar los hombros).
- **Compruebe la respiración** observando el tórax desde una distancia segura (sin inclinar la cabeza ni levantar la barbilla); colocar una mano sobre el abdomen o el pecho puede ayudar.
- **Realice RCP solo con compresiones torácicas.**
- **Encienda el DEA** tan pronto como esté disponible y siga sus instrucciones sin cambios.
- **Lávese las manos** con agua y jabón lo antes posible después de la intervención y utilice gel hidroalcohólico para desinfectarlas.

El uso de una **mascarilla de bolsillo** no ofrece protección suficiente contra infecciones, ya que la barrera es insuficiente. La ventilación con **bolsa-mascarilla** también genera aerosoles y solo debe realizarse si los reanimadores están adecuadamente protegidos con **equipos de protección personal** contra infecciones transmitidas por el aire, como mascarilla facial, guantes, protector facial o gafas y bata.

9.1. DISPOSITIVOS DE AYUDA EN LA VENTILACIÓN

Mascarilla de bolsillo / Protector facial

La **mascarilla de bolsillo** es un dispositivo portátil que se puede transportar fácilmente. Se utiliza para administrar ventilación al paciente, este se realiza administrando aire a través de una **válvula unidireccional con filtro.** Las mascarillas modernas cuentan con esta válvula incorporada o con un filtro desechable acoplado, lo que ayuda a proteger al reanimador de sustancias corporales potencialmente infecciosas del paciente, como sangre o vómito. Sin embargo, es importante tener en cuenta que **no brindan protección contra partículas de aerosol,** como las asociadas al COVID-19. Muchas de estas mascarillas también incluyen una entrada para oxígeno, permitiendo la administración de concentraciones de oxígeno entre el 50% y el 60%.

Estas mascarillas faciales actúan como una interfaz entre la víctima y el reanimador (boca a mascarilla). Suelen estar disponibles en dos tamaños: pequeño y grande. El diseño transparente de la mascarilla permite al reanimador observar si hay presencia de vómito o sangre en la víctima.

Aunque una mascarilla de bolsillo no es tan eficiente como una **bolsa-mascarilla** (que se describirá más adelante) para suministrar oxígeno, ofrece ventajas cuando solo hay un reanimador disponible. Su portabilidad facilita su uso inmediato, y permite que el reanimador tenga **ambas manos libres para posicionarlas en la cabeza del paciente,** logrando un sellado más efectivo en el rostro y mejorando la eficacia de las insuflaciones.

Se **recomienda recibir entrenamiento** antes de utilizar este tipo de dispositivos para asegurar su correcto funcionamiento y maximizar su eficacia.

Cuando el reanimador se encuentra solo, es aconsejable **abordar a la víctima desde un lado.** Esta posición facilita la alternancia entre las insuflaciones y las compresiones torácicas de manera más fluida y eficiente.

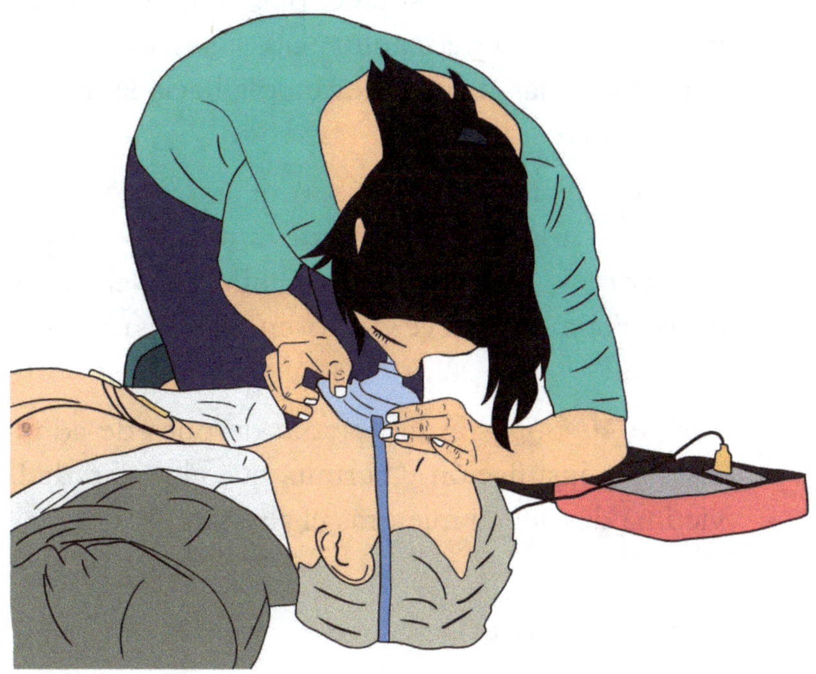

Figura 9.1. Realización de respiraciones de rescate mediante el empleo de mascarilla facial.

Pasos a seguir:

1. **Coloque la mascarilla sobre la boca y la nariz de la víctima,** asegurándose de que la parte más ancha cubra la boca y la parte más estrecha cubra la nariz.
2. **Con su pulgar e índice,** forme una **"V"** y colóquelos en la parte más estrecha de la mascarilla, apoyando la mano sobre la frente de la víctima.

3. **Con la otra mano,** sitúe el pulgar sobre la parte más ancha de la mascarilla y use los demás dedos para sujetar la barbilla, elevándola hacia la mascarilla para crear un **sello hermético.**
4. **Exhale de manera constante a través de la válvula unidireccional durante aproximadamente 1 segundo,** observando que el pecho de la víctima se eleve como en una **insuflación normal.**
5. **Retire su boca de la válvula** después de administrar la insuflación y permita que el pecho de la víctima descienda mientras el aire sale.

Si hay dos reanimadores:

- El **primer reanimador** debe realizar las **compresiones torácicas.**
- El **segundo reanimador** se coloca al otro lado de la víctima (sosteniendo la mascarilla como se describió anteriormente) o detrás de la cabeza.
- Las **insuflaciones** pueden ser administradas por cualquiera de los dos.
- Es recomendable que los reanimadores **alternen posiciones cada dos minutos** para mantener la efectividad de la reanimación.

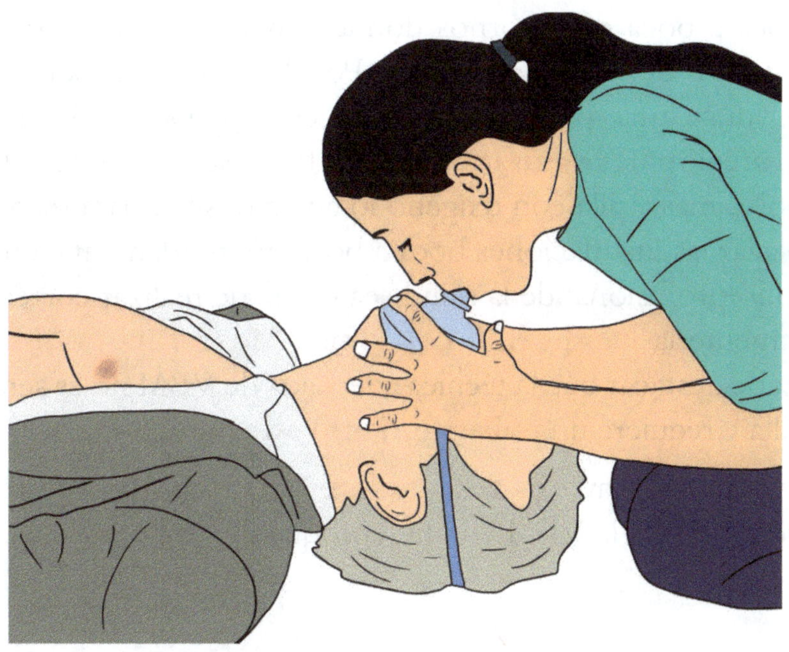

Figura 9.2. Realización de respiraciones de rescate mediante el empleo de mascarilla de bolsillo

9.2. UTILIZACIÓN DE BOLSA - MASCARILLA

La ventilación con bolsa-mascarilla debe ser realizada únicamente por personas que hayan recibido **entrenamiento específico** y **actualización constante** en su uso. Una técnica deficiente puede conllevar riesgos de **hipoventilación o hiperventilación,** así como provocar **dilatación gástrica.**

Este método permite **administrar oxígeno** al paciente y elimina la necesidad de realizar insuflaciones boca a boca en entornos donde existe riesgo de **transmisión de enfermedades.** Por lo tanto, cuando se produce una **parada cardíaca** en lugares donde hay **profesionales sanitarios entrenados,** se debe utilizar la bolsa-mascarilla con oxígeno lo antes posible para reemplazar las insuflaciones boca a boca. Es fundamental que todo profesional de la salud sea capaz de realizar correctamente la **ventilación con Bolsa-Mascarilla (VBM)**. Cabe destacar que la técnica adecuada de VBM no es sencilla y requiere un **entrenamiento adecuado.**

Cuando hay **dos rescatadores disponibles,** se prefiere realizar la VBM con un enfoque de **dos personas.**

www.ingramcontent.com/pod-product-compliance
Lightning Source LLC
LaVergne TN
LVHW010356160826
845677LV00005BA/1292

* 9 7 8 8 4 1 2 9 1 7 9 1 8 *